FARCIN CHRONIQUE

CHEZ L'HOMME

DU MÊME AUTEUR:

Phimosis congénital, pince pour la circoncision, 1856. (Extrait de la *Gazette hebdomadaire de médecine et de chirurgie.*)

Rétrécissements organiques de l'urèthre; nouvel uréthrotome sur conducteur, 1856. Récompensé par l'Académie de médecine au concours pour le prix d'Argenteuil, 1858. (Extrait de la *Gazette médicale de Strasbourg.*)

Des Propriétés contagieuses du muguet, 1857. (Extrait de la *Gazette hebdomadaire de médecine et de chirurgie*, *Société de médecine de Paris.*)

Note critique sur l'Emploi du séton filiforme dans le traitement des bubons suppurés, 1859. (Extrait de la *Gazette hebdomadaire de médecine et de chirurgie*, *Société de médecine de Paris.*)

De la prétendue influence de la vaccination sur la production de la fièvre typhoïde, 1857 et 1860. Récompensé (médaille d'argent) par S. Exc. le ministre de l'agriculture, du commerce et des travaux publics, 1859. (Extrait de la *Gazette médicale de Strasbourg*, 1857, et *Bulletin de la Société médicale de l'Yonne*, 1861.)

Travaux de la Société médicale du Haut-Rhin, de 1829 à 1851 (Analyse des), 1859. (*Bulletin de cette Société*, tome I, introduction.)

Paralysies consécutives à des angines non diphtéritiques, 1860. (Extrait de la *Gazette médicale de Strasbourg*, *Société médicale du Haut-Rhin.*)

De l'Opération césarienne après la mort, et de l'accouchement forcé avant la mort de la femme enceinte. — De l'Avortement provoqué et de l'Opération césarienne dans le cas d'excessive étroitesse du bassin, 1861 et 1864. (Extrait de la *Gazette médicale de Strasbourg*, *Société médicale du Haut-Rhin.*)

Stomatoplastie, 1864. (*Gazette médicale de Strasbourg*, *Société médicale du Haut-Rhin.*)

Cancer du poumon, 1865. (*Gazette médicale de Strasbourg*, *Société médicale du Haut-Rhin.*)

Calcul salivaire du conduit de Wharton, 1865. (*Gazette médicale de Strasbourg*, *Société médicale du Haut-Rhin.*)

Note sur l'Ulcère perforant (mal perforant) du pied, 1866. (Extrait de la *Gazette médicale de Strasbourg*, *Société médicale du Haut-Rhin.*)

Contribution à l'Histoire de la hernie lombaire, 1869. (Extrait de la *Gazette médicale de Strasbourg*, *Société médicale du Haut-Rhin.*)

Note sur l'Inoculation variolique et la vaccination, 1873 et 1876. (Extrait du *Bulletin de la Société d'émulation de Belfort.*)

L'Hygiène de la vue à l'école primaire, simple note à propos de l'enseignement du dessin, 1877. (Extrait du *Bulletin de l'instruction publique du territoire de Belfort.*)

Contribution à l'Histoire de la lymphorragie et des lymphatocèles, 1879. (Extrait de la *Gazette hebdomadaire de médecine et de chirurgie.*)

Note sur le Sable intestinal, 1879. (Extrait du compte rendu de la huitième session de l'*Association française pour l'avancement des sciences*; congrès de Montpellier.)

Hyères (Var), station hivernale. (Notice médicale, 1879 et 1881.)

De la Valeur des cautérisations dites indifféremment pointillées ou ponctuées dans le traitement des maladies de l'appareil respiratoire, note présentée à l'Académie de médecine, séance du 8 août 1882. (*Union médicale.*)

FARCIN CHRONIQUE

CHEZ L'HOMME

NOTE

PRÉSENTÉE A LA SOCIÉTÉ MÉDICALE DU HAUT-RHIN

EN SA SÉANCE DU 9 NOVEMBRE 1881

PAR

LE Dr MARQUEZ (Omer)

Premier médecin en chef à l'hôpital d'Hyères (Var)
Président de l'Association de prévoyance des médecins du Haut-Rhin
Lauréat de l'Académie de médecine, etc., Officier d'Académie

STRASBOURG

IMPRIMERIE R. SCHULTZ ET Cie

1884

FARCIN CHRONIQUE CHEZ L'HOMME

De temps à autre, la presse médicale fait connaître quelque nouvel exemple de transmission à l'homme, par contagion ou directe, ou médiate, de la morve ou du farcin des solipèdes. Ces faits ont toujours de l'importance: cette importance d'abord qui s'attache à tout ce qui constitue une menace pour la santé de l'homme et crée pour son existence un danger redoutable; en outre, ils mettent trop souvent en relief des difficultés d'ordre médical qu'il faut bien nous avouer et qui intéressent à la fois la pathogénie et l'hygiène, les secrets de l'une dans la recherche et l'interprétation des causes de nos maladies, et l'obligation, pour la seconde, de peser dans les conseils de l'administration de laquelle dépend l'application sérieuse de mesures de préservation auxquelles il est toujours imprudent de ne point se soumettre. Aussi doit-il ne pas être hors de propos, de la part des médecins, de signaler tout fait de pathologie humaine dans lequel l'observateur a été amené à attribuer un rôle étiologique au contage farcino-morveux.

C'est une pensée de cette portée qui, à l'occasion d'un cas de *farcin aigu* observé naguère à l'hôpital Cochin, de Paris, a dicté à M. le professeur-agrégé Bucquoy l'intéressant mémoire dont il a donné lecture à ses collègues de l'Académie de médecine, le 24 juin de cette année[1]. C'est une pensée semblable qui m'a déterminé, quelques jours plus tard,

1. Bucquoy, *Relation d'un cas de farcin aigu chez l'homme. Bulletin de l'Académie de médecine*, 1884, séance du 24 juin; et *Recueil de médecine vétérinaire*, 1884, 15 août.

le 13 juillet, à communiquer à notre savant confrère de Cochin la courte relation d'un cas de farcin chronique chez l'homme, tiré de ma pratique durant le séjour que j'ai fait à Belfort, de 1873 à 1876, et relevé par conséquent dans le rayon d'activité qui fut assigné à votre Société, lors de sa fondation, en 1829. Peut-être cette circonstance vous fera-t-elle trouver quelque intérêt, tout au moins une excuse à ma communication de ce jour, quoique le fait qui lui sert de base ait déjà été publié dans le *Recueil de médecine vétérinaire*, à la suite du mémoire de M. Bucquoy[1].

«Le 23 mai 1874, je revenais de Châlonvillars à Belfort. Sur ma route on m'arrêta devant une ferme de modeste apparence, me priant de voir le maître de la maison.

«Il s'agissait d'un homme d'une cinquantaine d'années, d'une constitution moyenne, alité depuis quelques jours pour un rhume qui ne voulait pas finir. Ce rhume datait de cinq à six semaines; il avait débuté par un rhume de cerveau qui était tombé sur la poitrine, s'accompagnant d'accès de fièvre quotidiens très violents et qui laissaient après eux une grande lassitude; il y avait eu du mieux, mais cela n'avait pas été de longue durée; le rhume avait bientôt repris et la situation ne faisait que s'aggraver. . .

«La voix est enrouée, fatiguée. La toux est souvent douloureuse, de nuit comme de jour; il y a dans la poitrine des points, comme des écrasements, quelquefois comme du feu; les crachats viennent sans trop de peine, ils sont épais et sales, quelquefois ils ont été légèrement teintés de sang; il y a de la fièvre; celle-ci a été plus forte; elle ne revient plus, comme au commencement, par accès, le stade du frisson très prolongé et angoissant; elle est plus soutenue et elle a des périodes irrégulières d'exacerbation, suivies d'une poussée de sueur accablante; il y a un état habituel de lassitude; quelquefois de la céphalalgie; passablement de soif; pas d'appétit, langue sale; urines chargées; selles irrégulières; som-

1. Marquez, *Farcin chronique chez l'homme. Recueil de médecine vétérinaire,* 1884, 15 août.

meil mauvais. A l'auscultation, de haut en bas, râles humides; en quelques endroits, bulles très fines de râle sous-crépitant; dans la profondeur, du souffle.

«Je conclus à une broncho-pneumonie; au début une bronchite simple, qui s'est généralisée, peut-être faute de soins et en se déclarant sur un organisme qui venait d'éprouver des accès bien caractérisés de fièvre intermittente.

«Mes conseils ont été donnés en conséquence de ce diagnostic et je me suis retiré, en me tenant à la disposition du malade. Près de cinq semaines se sont passées, sans que j'aie entendu parler de lui.

«Le 29 juin, une nouvelle course que je fis au village voisin a offert à la famille N. . . l'occasion de me faire revoir son malade. On n'était pas venu me donner de ses nouvelles, parce qu'on savait que je devais repasser et que, sans aller tout à fait bien, il y avait cependant de l'amélioration; la toux n'avait pas complètement disparu, mais elle n'était plus aussi pénible et l'état général semblait s'être un peu relevé; notre homme se nourrissait un peu moins mal; ses maux de tête étaient plus rares, mais il avait souffert de douleurs rhumatismales, parfois très intenses, dans les membres et dans les jointures et surtout aux genoux; sur l'un d'eux il s'était même formé une grosseur très douloureuse. En effet, à la face interne du genou droit, un peu au-dessus et en dedans de la rotule, il y a une tumeur ovoïde de 3 à 4 centimètres d'étendue dans son plus grand diamètre et fluctuante, sous une peau peut-être un peu amincie, mais à peine décolorée, pâlie. Cette tumeur date de trois ou quatre jours; elle n'a pas sensiblement grossi depuis que l'on s'est aperçu de son existence; elle a été précédée par un gonflement douloureux de tout le genou et elle est le siège d'une cuisson, d'un feu qui n'a pas cédé aux nombreux cataplasmes dont on a fait usage jusqu'ici.

«Tout en me demandant ce que pouvait bien signifier au juste cet abcès, je l'ouvre d'un trait de bistouri. . .; il en sort un liquide dont l'odeur détestable et l'aspect huileux fixent mon attention et réveillent mes souvenirs. . . C'est bien la fluidité et la teinte huile de lin, et l'odeur cadavéreuse du pus que j'ai vu couler, il y a quelques années, d'abcès subitement développés, à certains moments de sa maladie, sur les membres d'un homme atteint de morve farcineuse, un sujet que j'ai suivi attentivement onze mois durant, de l'écorchure inoculatrice à la mort, et que pendant quelques semaines j'ai pu croire sauvé par la médication qui venait de réussir si bien entre les mains de M. H. Bourdon[1].

«N. . . a des chevaux; il les fatigue à convoyer pour les travaux de terrassement sous Belfort; il finit par m'avouer qu'il en avait eu de malades, de farcineux, qu'il les a soignés tant bien que mal, sans le secours d'un vétérinaire, parce qu'il redoutait qu'on les fît abattre, et qu'il a fini par trouver à s'en défaire. Il n'a eu aux mains, à la figure ou ailleurs ni égratignure, ni écorchure ou coupure quelconque; il ne se rappelle pas avoir porté au nez ou à la bouche ses doigts souillés de quelque malpropreté, après le pansage de ses chevaux; il ne couchait pas à l'écurie, mais il y passait beaucoup de temps . . . et c'est quelque peu après la vente de ses chevaux farcineux que N. . . a été pris du coryza et de la fièvre violente, dont il a été question plus haut.

«Un examen détaillé du malade ne me conduit à aucune constatation plus nettement accusatrice de ce que je soupçonne; sur le tronc, sur les membres, à part un peu de gonflement des ganglions de l'aine, pas de taches suspectes, pas d'œdème, pas de tuméfaction, rien qui trahisse le va-et-vient si curieux des engorgements ambulatoires de la morve ou du farcin chroniques; dans la gorge et dans les narines, bien que celles-ci soient le siège d'un travail de sécrétion peut-être copieux, pas trace d'ulcérations récentes ou anciennes. Néanmoins, les circonstances de la maladie, la nature et l'évolution des phénomènes qui la caractérisent me semblent m'autoriser à mettre le cas actuel sur le compte de l'infection farcineuse.

---

1. Bourdon, *Morve farcineuse chronique, terminée par la guérison. Mémoires de l'Académie de médecine*, t. XXV, 1861. (L'auteur préconise comme moyen de traitement « les préparations d'iode, et en particulier l'iodure de soufre et les bains sulfureux, unis aux toniques et à une ventilation très active. »)

« Régime, soins, toniques et sulfureux n'y ont absolument rien fait. Le mal a suivi sa voie et, dans la quinzaine, N. . . est mort, épuisé par les progrès de sa bronchite et de ses rhumatismes, ceux-ci indifféremment musculaires ou articulaires, avec complication de diarrhée et d'œdème des deux jambes. C'est du moins ce qui m'a été rapporté après la mort du patient, car je n'avais pas revu celui-ci depuis ma visite du 29 juin. J'avais demandé à être prévenu de l'apparition du moindre abcès qui viendrait à se produire; j'aurais voulu recueillir dans des tubes à vaccin, quantité convenable de ce pus et m'en servir pour faire des expériences d'inoculation dans le genre de celles que j'avais pu entreprendre en 1864, à l'infirmerie vétérinaire du quartier de cavalerie, avec la collaboration de deux vétérinaires de l'armée (MM. Blanc et Charon) et avec l'autorisation du lieutenant-colonel commandant le régiment de cuirassiers alors en garnison à Colmar[1]. Mais

1. Le 11 avril 1864, à Colmar, un homme de 54 ans, dans de bonnes conditions de santé, en équarrissant un cheval morveux, mort la veille, s'est fait une légère écorchure sur le dos de la main droite, au niveau de l'articulation métacarpo-phalangienne de l'index. Il en est résulté une lymphangite, bientôt suivie de morve farcineuse chronique et plus tard de morve aiguë ; mort, après onze mois de maladie et de traitement par les toniques et les sulfureux, l'iodure de soufre, selon la méthode de M. H. Bourdon. — La plaie d'inoculation avait rapidement dégénéré en un ulcère qui a donné jusqu'au dernier moment. Dans le cours du cinquième mois de la maladie, apparut un premier abcès ambulatoire ; il fut suivi de plusieurs autres. Un de ces abcès et l'ulcère de la main ont fourni la matière d'inoculations expérimentales qui ont été faites, pour moi, avec le plus grand soin, par MM. Blanc et Charon, vétérinaires de l'armée, et dont j'ai consigné les résultats dans un mémoire qui a été présenté à l'Académie de médecine, le 10 juin 1873 :

1° Pus recueilli sur l'ulcère de la main, le seizième jour de la maladie de l'homme ; inoculation à un cheval de 9 ans, sain et vigoureux. Résultat : infection farcino-morveuse à marche lente ; mort par abattage, après six mois d'observation. Lésions de la vieille courbature, morve chronique classique.

2° Pus recueilli sur l'ulcère de la main, le trente-neuvième jour de la maladie de l'homme ; inoculation à un cheval vieux et fatigué. Résul-

N. . . avait été mécontent de mes questions sur ses chevaux et de mes remontrances sur l'imprudence qu'il avait commise en ne faisant pas appeler un vétérinaire; il a craint que je ne lui attirasse quelque désagrément, qu'un autre médecin n'en fît autant, et il s'est contenté de consulter à distance.»

Je n'ai fait suivre d'aucun commentaire cette relation, lorsque je l'ai adressée à M. Bucquoy, le 13 juillet. Ma communication n'avait d'autre objet que de venir, à la suite de l'observation du médecin de l'hôpital Cochin, dénoncer, elle aussi, un cas dans lequel le diagnostic vrai n'avait pas été porté d'emblée et avait parfaitement pu ne l'être point.

En fait, c'est seulement à ma seconde visite, cinq semaines après avoir constaté l'existence d'une broncho-pneumonie se liant de plus ou moins près à des accès de fièvre intermittente,

---

tat confirmé par l'autopsie : Morve aiguë, terminée par la mort, en seize jours.

3° Pus farcineux, provenant d'un abcès développé sur la cuisse de l'homme, le cent-soixante-deuxième jour de sa maladie; inoculation (sans que ce pus ait eu le temps de s'altérer au contact de l'air) à quatre chevaux dans de bonnes conditions d'âge et de santé. Résultat absolument négatif, les bêtes mises en observation pendant près de deux mois.

4° Pus provenant d'une tumeur farcineuse, ouverte sur le cheval de la première expérience, le dix-huitième jour de l'inoculation, et inoculé immédiatement à un cheval vieux, mais bien portant. Résultat négatif.

D'accord avec d'autres expériences consignées çà et là, celles que je viens de résumer montrent bien que l'inoculation de produits farcineux ou morveux ne réussit pas toujours à transmettre la maladie et qu'elle laisse en suspicion le témoignage de l'expérimentation lorsqu'il est négatif, pour ne lui accorder de valeur que dans le succès. Quant à la cause de l'insuccès, je l'ignore. On peut en voir une dans la faculté de réceptivité, variable selon l'état de force et de santé des sujets d'expériences. On peut admettre, ainsi que M. Bouley l'a indiqué dans son rapport sur le mémoire de M. Bourdon (Académie de médecine, 18 juin 1861), que le virus farcino-morveux perde ses propriétés originelles, à mesure que la maladie s'éloigne de sa phase initiale; qu'il les perde encore en repassant de l'organisme qu'il a contaminé, dans un autre. Dans les expériences ci-dessus, il semble que le virus ait emprunté au contact prolongé de l'air la vivification de ses propriétés actives.

dans un pays où cela ne pouvait rien avoir d'extraordinaire, que, d'un abcès qui venait d'apparaître à la suite de douleurs rhumatoïdes, j'ai pu soupçonner une infection par morve ou farcin, puis conclure à la réalité de cette influence, en m'appuyant sur les déclarations du sujet, à défaut d'éléments de conviction plus scientifiques, et finalement étiqueter farcin chronique. Il n'est pas impossible que la terminaison ait eu lieu par morve aiguë. Mais je n'ai pas revu le malade depuis le 29 juin, et je ne saurais prononcer sur ce que je n'ai pas vu.

A Cochin, il s'est agi d'un garçon de 19 ans, cocher d'occasion, malade en ville depuis le 25 octobre 1883, entré à l'hôpital le 9 novembre suivant et mort le 22 du même mois. Inappétence, céphalalgie, grande lassitude, douleurs vagues dans les membres, fièvre et hyperthermie considérable. Au premier abord, on a pu croire à une fièvre typhoïde dans sa période d'état; aux allures de la maladie on n'a pas tardé à soupçonner qu'elle pourrait bien être d'origine septique. Mais ce n'a été que quarante-huit heures avant la mort, qu'une éruption particulière, sur tout le corps, de bulles de volume variable a fait la lumière. Des inoculations expérimentales n'ont pas laissé de doute sur la nature farcino-morveuse de la maladie, et une enquête conduite par des hommes spéciaux a permis de remonter à la source de la contagion.

Dans ces deux cas, deux physionomies cliniques; ils ont cependant, brochant sur la déviation des forces de l'économie, deux signes communs : cette immense courbature, ces douleurs articulaires ou musculaires qui en imposent si communément pour du rhumatisme, et ces abcès d'un caractère si singulier. Ce sont là des symptômes d'une constance remarquable dans les formes aiguës ou chroniques du farcin; ils ont par conséquent, quelle que soit l'intensité des uns ou l'époque de l'apparition des seconds, une importance diagnostique considérable et qu'il faut ne point négliger lorsqu'ils apparaissent au milieu de phénomènes morbides dont l'interprétation demeure difficile.

Mais si l'un d'eux, cette courbature qui peut aller du vague jusqu'à l'atroce, se montre généralement de bonne heure, il est loin qu'il en soit de même de ces abcès dont la valeur séméiotique vient s'ajouter à celle des pseudo-rhumatismes et la renforcer. De là, trop souvent, un diagnostic attardé, comme il est arrivé dans les deux cas dont je viens de vous entretenir, comme il est arrivé dans nombre d'autres cas que la bibliographie du farcin a enregistrés: par exemple, dans celui dont vos Archives sont redevables au docteur Bernier, de l'hôpital militaire de Neuf-Brisach. Ne me refusez pas la satisfaction de produire ici un témoin que je rencontre sans sortir de votre domaine: Farcin chronique par contagion médiate et terminé par morve aiguë, la mort survenue après quinze jours d'hôpital et quatre mois après que le sujet eut quitté un service de chevaux farcineux, à Lyon[1]. Dans ce cas aussi le diagnostic vrai s'est fait attendre; il a été tardivement porté, parce que ce n'a été que tardivement, trois jours avant la mort, que, sur un homme de 27 ans, en proie à une fièvre violente, compliquée de diarrhée et de céphalalgie, à l'élément douleurs profondes, comme ostéocopes, est venu se joindre l'élément abcès ambulatoires.

Je me suis proposé, en écrivant cette note, de présenter, en même temps que la relation d'un cas de pathologie qui n'est pas commun, la justification du retard que l'on apporte quelquefois à reconnaître l'empreinte du virus farcineux dans une maladie de l'homme. Bien que morve et farcin soient de même nature, j'ai limité mon sujet au farcin et dû m'abstenir de viser les formes de la morve. La caractéristique de celle-ci se trouve dans une lésion spéciale des fosses nasales et des voies aériennes. Cela laisse peut-être moins de prise à l'hésitation.

1. Bernier, *Farcin chronique terminé par morve aiguë.* Société médicale du Haut-Rhin, séance du 27 septembre 1846 (indiqué au *Bulletin de la Société*, tome 1, introduction, p. XVI, et *Gazette médicale de Strasbourg*, 1847; manuscrit aux Archives).

www.ingramcontent.com/pod-product-compliance
Lightning Source LLC
LaVergne TN
LVHW012019170826
845678LV00004BA/1562
9782329618791